# MOYENS

## DE REMÉDIER

# A L'ÉPIZOOTIE

## ACTUELLE

Par le Dr VAN LEEMPOEL

VERVINS

IMPRIMERIE DE PAPILLON, LITHOGRAPHIE

Rue du Perron, 31, devant l'Église

1865

# MOYENS

## DE REMÉDIER

# A L'ÉPIZOOTIE

## ACTUELLE

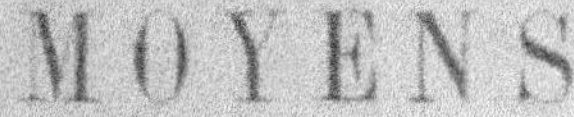

Par le V^te VAN LEEMPOEL

D'APRÈS

MM. LES DOCTEURS POLLI ET BURGGRAEVE

VERVINS

IMPRIMERIE DE PAPILLON, LITHOGRAPHE

Rue des Frères, 21 derrière l'Église.

1865

# CARACTÈRE DE L'ÉPIZOOTIE ACTUELLE.

Aussitôt que l'affection se déclare, l'animal refuse toute espèce de nourriture, même quelquefois jusqu'à l'eau, la rumination est suspendue, la bête tient la tête baissée et les oreilles renversées; si elle est forcée de se mouvoir, elle montre une grande prostration de forces; elle chancelle fréquemment, comme si elle était sur le point de tomber; la peau est chaude à divers endroits, notamment entre les lombes, et spécialement à l'arrière-train; un engorgement se manifeste, dès le principe, vers ces parties du corps, auquel succèdent des crevasses et des ampoules; le poil est hérissé, surtout vers la partie supérieure du cou, les épaules et le dos; les extrémités sont froides; souvent, dès le début du mal et à un degré plus avancé, à la chaleur croissante de la surface du corps succède un froid glacial sur toute la longueur de l'épine dorsale; les pleurs jaillissent des yeux; ils sont rouges et expriment la souffrance; une matière aqueuse s'épanche des naseaux dès les premiers symptômes. A mesure que la maladie fait des progrès, les épanchements sont plus abondants et deviennent purulents. Dans l'état avancé de la contagion, la bouche est chaude, rouge, et présente çà et là des points rougeâtres; l'haleine est fétide, la respiration est plus rapide et généralement accompagnée d'un gémissement; dans la période avancée de la maladie, le pouls est rapide et faible et ne peut être que difficilement perçu, excepté au cou, même dans le principe du mal. Les intestins sont souvent engourdis, mais une diarrhée, puis une dyssentrie, survient très-fréquemment: les évacuations sont visqueuses, liquides et d'une teinte jaunâtre, parfois colorées de sang.

Chez les vaches laitières, la sécrétion du lait est promptement arrêtée, et une notable diminution de ce produit est l'un des premiers indices de la maladie; à mesure qu'elle marche vers une issue fatale, la prostration des forces vitales devient plus marquée, le souffle plus précipité et plus plaintif, les évacuations plus alvines, plus fétides et plus visqueuses, et la surface du corps plus froide.

# EFFETS DU RÉGIME SALÉ.

On est d'accord que les ravages des épizooties sont moins funestes partout où l'on ajoute du sel aux rations des animaux domestiques. Un agronome a constaté les faits suivants. Il mit paître, sur un terrain bas, son troupeau ; il sépara pendant trois ans, chaque fois dix brebis, auxquelles il ne donna pas de sel, tandis que le troupeau en était pourvu régulièrement.

Dans la première année, des dix animaux mis à l'essai, il en périt cinq de pourriture et d'hydropisie de poitrine, tandis que sur les 420 formant la totalité du troupeau, il n'en périt que quatre. Pendant la deuxième année, il en périt sept ; le reste du troupeau au nombre de 364 n'en perdit que cinq. Les trois survivants des dix moutons mis à part et privés de sel moururent plus tard par la dyssenterie, tandis que le troupeau entier n'en perdit par les maladies que 21.

Dans la troisième année, qui fut humide, les dix brebis périrent par la maladie appelée en Allemagne *Egel und Lungen Wurm Krankheit.*

Barral dit que lorsque la nourriture est très-aqueuse il est essentiel d'en corriger les effets au moyen d'une adjonction de sel.

Lorsque l'alimentation est sèche et consiste surtout en fourrages, et de bonne qualité, contenant une proportion assez forte de chlorure de sodium, l'usage du sel n'est plus aussi indispensable, mais il importe d'en faire consommer aux bestiaux, quoiqu'en moindre quantité, car il est rare de rencontrer des foins et des eaux potables suffisamment salés par eux-mêmes, et que d'autre part on puisse s'abstenir de recourir aux pommes de terre, turnops, navets, betteraves, topinambours, avoine, tourteaux, substances qui ne contiennent guère de chlorure de sodium.

Le gouvernement belge a exempté du droit d'accise le sel destiné à l'agriculture, de 1834 à 1847, dans le but de préserver le bétail des maladies épizootiques qui régnèrent à cette époque.

M. Boussingault n'a pu garantir ses étables de l'épidémie de 1847; M. Daurier a vu périr beaucoup de bétail en Lorraine, malgré l'usage du sel; ce n'est donc pas un préservatif absolu; mais les ravages eussent-ils été plus considérables si on ne se fût pas servi de sel ?

L'expérience sur les moutons semble constater qu'il y a atténuation et même préservation. C'est surtout par les chaleurs que le sel est favorable aux bestiaux. Dans la zône équatoriale, on considère que le bétail ne peut vivre sans sel; quand un troupeau y prospère, c'est qu'il y existe *un saludo*, c'est-à-dire un endroit où suinte de l'eau salée. Dans les savanes, dont le sol ne produit pas de sel, l'éleveur en distribue tous les jours aux animaux. Dans la Nouvelle-Grenade, on remplace le sel marin par du sulfate de soude. Dans les Indes, il est des localités où le sol se couvre d'effervescences de sel de Glauber, que les Indiens récoltent pour les vendre aux propriétaires de troupeaux.

Dans le Wurtemberg, on donne matin et soir, du sulfate de soude, deux fois la semaine : chaque fois, aux chevaux 47 grammes, aux bêtes à cornes 31 grammes, aux moutons 24 grammes, aux porcs 16 grammes. Ce régime date de temps immémorial. Or, étant frayeux, il doit offrir une compensation dont on se trouve bien.

En Zélande, un vieux cultivateur donne dans la saison chaude, depuis de longues années, du sel à ses bestiaux, et les garantit ainsi des épidémies si fréquentes dans le pays.

Un bouvier intelligent avait toujours ses poches bourrées de sel, qu'il économisait sur sa journée pour venir en aide à ses bœufs, qui jusque-là refusaient souvent la nourriture, tant à cause de la chaleur que de la fatigue; dès qu'il leur eût mis au fond du gosier une poignée de sel, les bêtes boivent et sont sauvées de la fièvre qui les atteignait jusque-là.

# EMPLOI DU SULFITE DANS LES AFFECTIONS FERMENTATIVES.

La plupart des maladies septiques sont dues à un ferment, lequel met les humeurs en ébullition et produit ainsi des symptômes ataxiques ou adynamiques, selon la nature du poison; définir l'espèce de poison est au moins fort difficile, sinon impossible. Tout ce que l'on peut dire, c'est que ce sont des matières animales albuminoïdes ou très-azotées, qui ont pour effet de décomposer les autres matières animales avec lesquelles elles sont en contact. Ce pouvoir de décomposition est tel que même la vie, cette force conservatrice par excellence, ne peut s'y opposer. Cela veut dire que dans le corps vivant, — au sein de la santé la plus florissante, — on voit quelquefois se produire des décompositions comme des coups de foudre.

Telles sont les maladies typhoïdes : ces maladies sont essentiellement contagieuses, parce qu'elles produisent à leur tour des ferments qui propagent la décomposition.

Admettant le ferment, suivant le système de M. Polli, tout dépend d'empêcher son action, c'est-à-dire de le combattre par des anti-fermentatifs. Il n'a pas trouvé d'agents plus actifs que les sulfites; peut-être ces sels doivent-ils leur action anti-fermentative à l'acide sulfureux dont ils sont constitués; de la même manière qu'on empêche la fermentation des vins de Tours en soufrant les futailles.

Il est un fait que les sulfites arrêtent le mouvement fermentatif et préviennent par conséquent la décomposition putride.

M. Polli a surtout fait usage des sulfites dans les hôpitaux, où les éléments fermentescibles sont très-abondants et causent une foule d'affections fébriles auxquelles on a donné le nom de *fièvres d'hôpitaux*. Les symptômes de ces fièvres présentent la plus grande analogie avec ceux de l'épizootie actuelle, c'est incontestable.

## RÉSUMÉ.

Il y a lieu de tenter la même médication. M. Polli emploie le sulfite de soude et le sulfite de magnésie, le premier à l'extérieur, en poudre ou lotion, pour saupoudrer ou laver les plaies, les ulcères, les surfaces saignantes ou suintantes; il modifie rapidement ces surfaces et fait disparaître toute putridité.

On trempe la compresse dans une solution saturée de sulfite de magnésie et on en recouvre la plaie; on

s'en sert aussi en lavage ou injection dans les dyar-
rhées dyssentériques putrides ; c'est un bon moyen en
lavement, mais il est essentiel que le sel soit bien
délayé et qu'il ne happe pas la langue.

L'emploi du sulfite de magnésie éloigne les mouches
qui recherchent les parties en putréfaction pour y
déposer leurs larves, la chaleur humide tendant à leur
prompt développement ; tout a un but dans la nature,
où la vie naît de la mort.

Dans les épizooties, ainsi que dans les épidémies,
les mouches, moucherons, pucerons, semblent naître
spontanément : on y a vu la cause de la maladie, alors
qu'ils en sont l'effet. Toute épizootie ou épidémie est
causée par un ferment qui provoque la décomposition,
la chaleur humide la précipite. Les insectes se multi-
plient alors par myriades, l'air est imprégné de leurs
débris, et peut aussi devenir la cause d'une nouvelle
contagion.

Par l'usage interne, M. Polli administre le sulfite de
magnésie, comme étant moins âpre que le sulfite de
soude ; il le donne à l'état sec, — en poudre, — à la
dose de trois ou quatre cuillerées par jour pour
l'homme ; pour un animal, — tel que la vache, — la
dose doit être au moins triple. Le sel ne peut nuire,
étant parfaitement neutre ; il produit quelquefois la
diarrhée, mais tant que celle-ci est fétide, elle est
plutôt salutaire.

M. Polli a expérimenté son anti-fermentatif sur des
animaux dans les veines desquels il avait introduit

préalablement des ferments, tels que du pus, du sang putréfié, et il a remarqué que ceux des animaux qu'il avait préalablement sulfités, guérissaient de la fièvre putride développée par l'infection purulente, tandis que les autres, pour lesquels il n'avait pas employé le moyen, succombaient. Les désordres observés à l'autopsie étaient presque les mêmes que ceux de l'épizootie actuelle.

Ces expériences viennent d'être répétées avec les mêmes résultats par l'illustre professeur de l'université de Gand, Burggraeve; elles sont assez concluantes pour en déduire que dans l'épizootie qui sévit sur le bétail, il serait utile de faire l'essai des sulfites, tant en lavages (sulfite de soude) qu'à l'intérieur (sulfite de magnésie). L'expérience ne présente aucun danger et n'est nullement frayeuse.

On pourrait simultanément faire avaler deux bols de sulfite de magnésie à l'animal, en même temps qu'on épongerait les narines, la bouche, l'anus, avec une solution de sulfite de soude.

On pourrait compléter ce traitement avec des lotions sur tout le corps de l'animal et en y ajoutant des lavements au sulfite de soude, dans lesquels on aurait fait bouillir quelques pavots, pour éviter la tolérance, éviter des tranchées abdominales, pour corriger la fétidité des selles.

Comme moyen prophylactique, il va de soi qu'il faut aérer les étables, laisser le bétail autant que possible à l'air, lui donner une nourriture saine, surtout des fourrages de bonne qualité et salés.

Si ces notions peuvent concourir a atténuer le fléau qui frappe les bestiaux et l'agriculture, je crois avoir rendu service à notre mère nourricière en les propageant.

V. L.